SFE-J（家族環境評価尺度）のアセスメントガイド

神戸大学大学院保健学研究科家族看護学分野・家族支援CNSコース
法橋 尚宏 編著・本田 順子 著

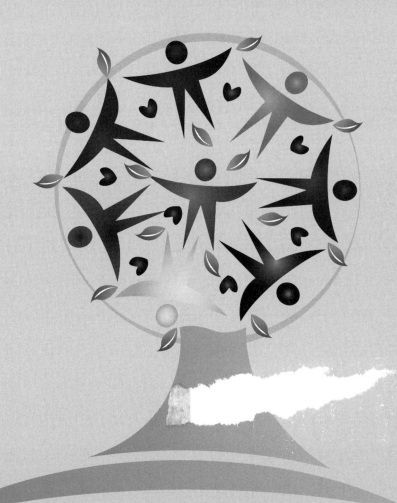

Assessment guide for Japanese version of
the Survey of Family Environment (SFE-J)

::: EDITEX

Cover illustration © Can Stock Photo Inc. / KevDraws

家族アセスメントのファーストチョイス "SFE"

　家族看護学とは"家族システムユニットが家族機能を自立的かつ自律的に維持・向上し，予防的ならびに療法的にその家族の自己実現を可能にする実践科学"のことである．したがって，家族看護学における家族機能の評価／評定は，個人看護学におけるバイタルサイン測定に相当するようなものであり，家族ケア／ケアリングにかかわる看護職者が必ず行うベーシックスキルとさえいえる．ただし，家族機能は，家族システムユニットによって主観的にしか評価できないパラダイムである．そこで，家族機能に関連する家族看護学研究は国内外で多数行われており，家族機能を量的に評価する尺度として，FFFS（Feetham Family Functioning Survey），FES（Family Environment Scale），FAD（The McMaster Family Assessment Device）などが開発されている．後発（すなわち最新）のSFE（Survey of Family Environment，家族環境評価尺度）は，過去の家族機能尺度の利点を組み込み，さらに欠点を克服した尺度であり，研究と実践の両輪で使用可能であるという特長がある．SFEの主要な使用目的は，ターゲットファミリーの家族機能の評価，ケアニーズの明確化，家族機能不全家族のスクリーニングである．

　SEFは，5領域（スープラシステム，マクロシステム，ミクロシステム，家族内部環境システム，クロノシステム），30項目で構成され，家族システムユニットが認識する家族機能状態とケアニーズを測定するモダンな"家族機能／ケアニーズ尺度"である．SFEの理論的基盤は，家族システムユニットのウェルビーイングに作用する家族環境に焦点化した新しい家族看護中範囲理論である家族同心球環境理論（Concentric Sphere Family Environment Theory，CSFET）であり，確立された（信頼性と妥当性を具備した）尺度である．具体的には，SFEは，家族機能得点であるSS（Satisfaction Score，満足度得点）のみならず，ケアニーズ得点であるNS（Needs Score，ニーズ得点）も算出できる．5領域／30項目別に，ケアニーズが高い領域／項目を明らかにすることで，適切な家族ケア／ケアリングにつなげることが可能になる．また，ターゲットファミリーに対して経時的に繰り返しSFEを実施して家族機能状態を評価することで，家族ケア／ケアリングの効果をモニタリングできる．さらに，家族看護学では，家族機能不全家族の早期発見，早期家族ケア／ケアリングが不可欠である．そのためには，家族機能尺度において，家族機能不全を判断する基準値が必要となる．SFEの家族機能得点であるOSS（Overall Satisfaction Score，総合SS）には，カットオフ値（cut-off point，判断値）が設定されており，家族機能不全の家族看護診断（絶対的アセスメント）

が可能であるのも，SFEの大きなアドバンテージである．

　家族とは，その家族員／家族に独自のビリーフが存在し，家族の生活は家族以外の者には明かしにくいような事情や経緯を含み，極めて私的な空間領域に関わるものである．さらに，日本人の文化的特性として，他者に踏み込まれたくない領域，誰にも侵されたくない領域が家族であるというのが本音にある．したがって，質的分析（家族インタビュー／ミーティングなど）によって，家族以外の者が外部から客観的かつ的確に家族機能を評定することには一定の困難を伴う．そこで，量的分析（自記式質問紙など）による家族機能の評価が有効であることが多い．また，とくに病院に勤務する看護職者は，家族看護学の熟練度がさまざまであり，患者の家族と接する機会は限られており，家族情報の収集には時間を要する可能性がある．患者の家族の家族機能の評定を素早く，正確にできることが課題であるが，SFEを用いれば看護職者の熟練度にかかわらず，短時間で同じ評価が得られるようになる．

　なお，本書は，家族看護学のエビデンスを創造する研究のためのSFEの使用方法，家族ケア／ケアリングの実践のための"家族機能診断テスト"としてのSFEの使用方法が基盤となっているので，これらが混在している．本書の内容から読者諸賢が必要としている方法を採用したり，内容をアレンジして，臨機応変に活用してほしい．

　"いつでも，どこでも，誰にでも，家族ケア／ケアリングを"が筆者の人生のピクシス（pyxis，羅針盤）である．家族看護学のグランドデザインを策定し，理論武装することでエビデンス（evidence，実証知）とフロネーシス（phronesis，実践知）にもとづいた家族支援を実践することを骨子としている．本書が，家族ケア／ケアリングにかかわるすべての実践者・研究者・教育者などに幅広く活用され，最善の家族ケア／ケアリングと家族ウェルビーイングの実現に寄与できるならば，それは望外の幸せである．

2016年4月

法橋 尚宏

目 次

家族アセスメントのファーストチョイス "SFE" 3

A. 家族機能学 7
1. 家族看護学における家族機能 7
1) 家族機能の定義 7
2) 主観的（自覚的）家族機能 9
3) 家族機能と家族員機能 10
4) 家族機能状態と家族機能力 10
5) 法橋の分類による現代日本人家族の家族機能のタクソノミー 10

2. 家族機能変動の原因因子 12
1) 相関関係と因果関係 12
2) 家族機能変動の原因因子 12
3) 家族機能のメディエーターとモデレーター 13

3. 家族問題現象を説明する3要素 14

B. "家族機能／ケアニーズ尺度"のSFE（家族環境評価尺度） 15
1. SFEの開発と構成 15
2. SFEの特徴 20
3. 5領域30項目の構成 21
4. SFE-Jの提供 23
1) SFE-Jの入手方法 23
2) SFE-Jの購入方法 24

C. SFEのスコアリングの方法 25
1. 満足度得点，重視度得点，ニーズ得点の算出 25
1) 家族機能の操作的定義と社会的望ましさ 25
2) 回答方法 25
3) 満足度得点（項目SS），領域別項目平均SS，総合SS（OSS） 26
4) 重視度得点（項目IS），領域別項目平均IS，総合IS（OIS） 26

5）ニーズ得点（項目 NS），領域別項目平均 NS，総合 NS（ONS） 26
　　　6）家族システムユニットの得点 27
　　　7）家族機能不全を診断するためのカットオフ値 28
　2．SFE の使用上の注意 28
　3．データのハンドリング 30
　　　1）電子調査（Internet 調査） 30
　　　2）表計算ソフトウェアのテンプレート 30
　4．家族機能得点とケアニーズ得点のランキング（順位付け） 30
　5．SFE 診断シート 31
　6．SFE による家族インタビュー／ミーティングにおける優先順位の決定 33

D．SFE のコーディングルールとデータクリーニング 34
　1．有効回答とする基準 34
　2．コーディングルールとデータクリーニング 34
　　　1）コーディングルール 34
　　　2）データクリーニング 36

付録 1　SFE-J（バージョン 2.4） 37
付録 2　法橋による主要な用語解 41

文　献 46

著者紹介 48

A. 家族機能学

1. 家族看護学における家族機能

1）家族機能の定義

　家族看護学とは，"家族システムユニットが家族機能を自立的かつ自律的に維持・向上し，予防的ならびに療法的にその家族の自己実現を可能にする実践科学"のことである[1]．また，法橋が提唱する家族看護学のメタパラダイムは，家族環境（family environment, FE），家族資源（family resource, FR），家族症候（family signs/symptoms, FSS），家族機能（family function, FF）の4つである（**図1**）．したがって，家族看護学の発展には，"家族機能学"の構築が不可欠である．法橋は，家族機能学研究をライフワークとしており，研究の進展に伴い家族機能の定義も変遷してきた．現在，家族機能とは"家族員役割の履行により生じ，家族システムユニットが果たす認識的働きならびに家族環境に対する認識的力"であると定義するに至っている．ここで，家族員役割とは"家族における立場に応じて，ある家族員に期待される行為"のことである．役割概念には多くの種類や解釈があるので，主なものをまとめておく（**表1**）．また，例えば，家族機能の定義にある"認識的力"とは，家族員が認識している力ではなく家族システムユニットが認識している力であり，ターゲットファミリーを家族システムユニット[1]として捉え

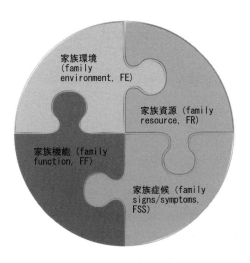

図1 法橋による家族看護学のメタパラダイム

表 1　主な家族員役割などの概念

役割概念	意　味
家族役割	家族環境における家族システムユニットの立場に応じて，それらから家族システムユニットに期待される行為
家族員役割	家族システムユニットと家族環境における家族員の立場に応じて，それらから家族員に期待される行為
役割配分	家族役割を家族員に配分すること
役割遂行	家族員役割を担っている家族員がする行為
役割能力	家族員役割を遂行する家族員の能力
役割認識	家族員がもつ自分の家族員役割に対する認識
役割期待	他者がある家族員に対して期待する役割
役割距離	役割期待と役割遂行との相違
役割葛藤	複数の家族役割間の矛盾や対立から喚起されるジレンマ
役割過重	過度の家族員役割の負荷から生じるストレス
役割移行	新しい家族員役割を取得したり，これまでの家族員役割を失ったりするプロセス
役割代替	ある家族員が担っている家族員役割を他の家族員が代わりに遂行すること
役割補完	ある家族員が担えない家族員役割を他の家族員が補うこと

ることに意義がある．すなわち，家族システムユニットに内在する場の力のことである．

　家族員は，日々，日常生活圏（居住地を中心として，家族員が日常生活行動を行う場の範囲）で活動している．家族システムユニットは，常に家族外部環境と交互作用しているので，対家族外部環境の家族機能も見落としてはいけない．現代家族においては，例えば，家庭で素材から調理する手作りの内食(ないしょく)から，調理済食品で手軽に済ます中食(なかしょく)やレストランなどでの外食に移行しているように，対家族内部環境の家族機能の変化が取り上げられることが多い．しかし，その変化と同時に，対家族外部環境の家族機能も変化している．例えば，親類や隣人，地域社会との紐帯[1]が弱くなるにしたがって，ひととの結びつきが家族内に求められるようになっている．

　法橋によると，現代家族においては17の家族機能が明らかになっている．また，家族機能は，それが機能する対象やシステムによって，対家族システムユニット，対家族内部環境，対家族外部環境，対家族時間環境の4つに分類できる（**表2**）．これらの内，とくに"家族の存立維持機能"と"家族員の生命維持機能(すうよう)"が枢要な家族機能であり，すべての家族に大なり小なり認められる．これらは，対家族システムユニットと対家族内部環境の家族機能である．

　ただし，家族とは"他の構成員から帰属認識されているひと（生者）の和集合で構成されるシ

表 2 共時的家族機能と通時的家族機能

共時的家族機能	通時的家族機能
対家族システムユニット	
対家族内部環境	対家族時間環境
対家族外部環境	

ステムとしてのユニット集団"であり，とくに親類を家族とするかどうかは家族員によって異なることが多く，家族インターフェイス膜の所在を明確にすることが困難なことがある[2]．この場合は，対家族外部環境の家族機能と対家族外部環境の家族機能の線引きが必然的に難しくなる．

なお，例えば，地位付与機能（こどもには，その家族が属する民族，人種，国家，経済などを内包した地位が自動的に付与されることなど）を家族機能として位置づけている家族看護学研究者や社会学者がいるが，これは法橋の家族機能の定義から考えると家族員役割の履行によって生じるものではないので，家族機能とはみなされない．

 2）主観的（自覚的）家族機能

家族機能とは，法橋の定義ではいわゆる"主観的家族機能""自覚的家族機能"のことであり，客観的家族機能ではない．主観的評価だからといって，客観的評価よりも不正確ということではないし，主観的評価と客観的評価が本質的に乖離する場合もある．家族機能は，家族システムユニットによって主観的にしか評価できないパラダイムなのである．したがって，家族機能尺度に家族システムユニットが回答することで，正確な家族機能を評価できる．すなわち，家族機能とは"家族の心理"であり，"家族のこころ"であり，良好な家族機能は，家族員の生きるよろこび，家族システムユニットの幸福をもたらす．家族機能も幸福感も家族システムユニットの主観的な認識によるものであり，考え方は同じである．

家族機能とは，"家族にしかできない機能""家族にもできる機能""家族ができる機能""家族がしなければならない機能"の類ではなく，単純に"家族が行っていると認識している機能"のことである．すなわち，すべての家族が前述の17すべての家族機能を遂行しているわけではない．例えば，家族の生殖機能は，すべての家族が発揮しているわけではない．また，例えば，性愛機能は夫婦の既得権と考えられるが，婚前交渉や妊娠先行型結婚の社会的事実があるように，夫婦のみに限定した機能ではない．家族機能には家族差があるのが当然であるが，世代差，地域差，文化差なども認められる．また，家族の成長・発達区分によって，その家族が遂行する家族機能が異なる．対家族環境（対家族内部環境）は，家族を構成する家族員によってその内実が異なる．

3）家族機能と家族員機能

　家族看護学では，主体（意味上の主語）によって，家族機能と家族員機能を峻別する必要がある．家族員機能とは，"家族員が家族システムユニットと家族環境に対して果たす働き"のことである．家族機能の主体は家族システムユニットであり，家族員機能の主体は家族員である．なお，家族員機能の集合として，家族機能を捉えることが可能なことがあり，家族員機能は，家族機能の影響因子となることがある．

　例えば，家族機能の家族員のヘルスケア機能は，"家族が家族員の健康セルフケア力を賦活させ，家族員に必要不可欠なヘルスケアを提供する働き"であり，家族システムユニットが家族内部環境に対して果たしている家族が主体の機能である．このように，家族システムユニットは家族員の生活過程を整えている．なお，家族員機能のセルフケア機能は，"自分で自分の生活管理や健康管理を行うこと"であり，家族員が自分自身に対して果たしている家族員が主体の機能である．

4）家族機能状態と家族機能力

　どの家族機能をどのように遂行するのかによって，家族機能状態が決定される．家族機能状態は，ターゲットファミリーの家族問題現象をアセスメントするための重要な情報であり，その家族機能低下の進行によって，1）機能良好（agreeable functioning），2）機能低下（lowered functioning），3）機能障害（impaired functioning），4）機能不全（non-functioning）の4段階に分けることができる．ターゲットファミリーが機能不全になれば，家族症候が発生しやすい．

　法橋は，家族機能を維持・向上する力を家族機能力（family functioning ability）とよんでいる．とくに，家族レジリエンス（family resilience）は，家族機能力のひとつとして注目されている．法橋によると，家族看護学における家族レジリエンスとは"家族が家族症状（**付録2**）を自覚しているときに，家族機能を向上させる家族力"のことである．

5）法橋の分類による現代日本人家族の家族機能のタクソノミー

　家族システムユニットが果たす機能が文化によって多様であり，時代によって変化しており，家族機能の多義性が認められる．法橋は，対家族システムユニット，対家族内部環境，対家族外部環境，対家族時間環境の家族機能の4つの視座から家族機能を分類し（**表2**），"法橋の分類による現代日本人家族の家族機能のタクソノミー"[1,3]を提唱している（**表3**）．対家族システムユニット，対家族内部環境，対家族外部環境の3つの家族機能はある時点でみた共時的理解であり，対家族時間環境は時系列的変化に対する通時的理解であり，両者が必要である[1]．現代日本人家族に枢要な家族機能のタクソノミー（法橋の分類）[1]は，家族の個人化を背景とし，家族機能は家族員のライフコース（life course）に影響されることを考慮して，家族システムユニットとしての視点のみならず，家族員個人の欲求充足に焦点をあわせているところが画期的で

表3　法橋の分類による現代日本人家族の家族機能のタクソノミー（バージョン2.0）

家族機能		定義
対家族システムユニット	1) 家族の存立維持機能	家族が家族員間の相互作用を促進し，家族システムユニットの存立を維持するために家族員のセルフケア行為を実行する力
	2) 家族の成長機能	家族が家族員の生活の営みのために，家族員の誕生，離家(りか)などによって家族形態を変化させる力
	3) 家族のスピリチュアリティ機能	家族が家族員の心のよりどころを作り，家族システムユニットの存在意義を見出す働き
	4) 家族の理想の具現化機能	家族が家族員の共有する理想の家族像を具現化する力
対家族環境（対家族内部環境）	5) 家族員の生命維持機能	家族が家族員の生理的欲求（食欲，睡眠欲など）や安全欲求などを充足し，家族員の生命を維持する働き
	6) 家族員の生活保障機能	家族が家族員の生活水準を経済活動（生産消費活動）により維持し，衣食住にまつわる生活保障を行う働き
	7) 家族員の情意充足機能（関係機能）	家族が家族員に性愛，家族愛，癒し，娯楽などを授受し，家族員間のコミュニケーションを円滑化，関係を強化する働き
	8) 家族員の人格形成機能	家族が家族員の人格（パーソナリティ）の形成・安定化，養育・教育，社会化を行う働き
	9) 家族員のヘルスケア機能	家族が家族員の健康セルフケア力を賦活させ，家族員に必要不可欠なヘルスケアを提供する働き
対家族環境（対家族外部環境）	10) 社会との連携機能	家族が家族と家族外部環境の適切な役割分担を確保しつつ，相互に連携する力
	11) 社会の存続機能	家族が社会の存続を維持する力
	12) 社会の秩序安定化機能	家族が社会の秩序を安定化する力
	13) 文化の継承機能	家族が国や地域などの文化を継承する力
対家族環境（対家族時間環境）	14) 家族の進化機能	家族が将来の家族のありようを見据えて，将来への成長・発達を継続していく働き
	15) 家族の順応・適応機能	家族が家族環境の変化に対して順応（家族機能を変化させること）や適応（家族機能と家族環境を変化させること）していく働き
	16) 家族の生殖機能	家族が時間を超えて家族自身と家族外部／家族内部環境の存続を保障する働き
	17) 家族の時間管理機能	家族が家族の将来を設計し，家族時間を計画的に活用していく働き

ある．なお，ライフコースとは，個人が年齢別に分化した役割とイベントを経験しながら辿る人生行路（人生航路）のことである[1, 4]．

ただし，家族機能を対内的機能と対外的機能の表裏一体となっている2方向からそれぞれを分類しているのではない．現代日本人家族では，家族インターフェイス膜（付録2）の所在が不明確になっており，家族の個人化が進展している．この中で，1つの家族機能が対内的機能と対外的機能から成立するとは限らない．あくまでも，対家族システムユニット，対家族環境（対家族内部環境），対家族環境（対家族外部環境），対家族環境（対家族時間環境）の家族機能の4つの視座から家族機能を分類しているのが"法橋の分類による現代日本人家族の家族機能のタクソノミー"である．なお，これらの主体（意味上の主語）は家族システムユニットであり，例えば，対家族外部環境は家族システムユニットが家族外部環境に対して果たしている機能であり，家族外部環境が家族システムユニットに対して果たしている機能のことではない．

2. 家族機能変動の原因因子

1）相関関係と因果関係

相関関係と因果関係は，いずれも2つの事象Aと事象Bの関係を表しているが，両者は異なるものである．相関関係とは，事象Aが変化すると事象Bもそれに応じて変化，あるいは事象Bが変化すると事象Aもそれに応じて変化するという関係（A ↔ B）である．相関関係は，正の相関（正相関）と負の相関（逆相関）に分けることができ，正相関は片方が上昇するともう片方も上昇する関係，逆相関は片方が上昇するともう片方が下降する関係である．

一方，因果関係は，事象Aが事象Bを引き起こしたり，生み出しているという原因と結果の関係（A → B）である．したがって，因果関係があると相関関係があるが，相関関係があるからといって因果関係があるとは限らない．家族機能変動の原因因子（causal factor, CF）および相関因子（correlation factor）を明らかにすることは，家族ケア／ケアリングを行うために不可欠なアセスメントとなる．

なお，原因（cause）とは，因果関係をもってある結果を起こしたものである．一方，要因（factor, 因子）とは，ある結果に影響するものであり，因果関係とまではいかないがその結果を引き起こすリスクを高めるものといえる．なお，要因は，"主要な原因"のことではない．

2）家族機能変動の原因因子

家族システムユニットと家族環境は相互浸透しており，一体のものとしてとらえる必要がある．したがって，家族機能は家族環境の影響を受けることになる．家族機能変動の影響因子（influence factor, IF）とは，家族機能の"向上因子"と"低下因子"のことである．家族機能の向上因子は，その因子が変われば家族機能が向上する相関関係／因果関係が認められている因子である．同様に，家族機能の低下因子は，その因子が変われば家族機能が低下する相

関関係／因果関係が認められている因子である．

家族機能変動の原因因子は，"家族機能の向上原因因子と低下原因因子"のことである．家族内部環境システムに属するもの（家族員のうつ，年収など），家族外部環境システムに属するもの（社会資源の有無，出生地など），クロノシステムに属するもの（睡眠時間，家族員の入院期間など）に分類することができる．なお，家族機能変動の影響因子が家族機能を変動させるが，家族機能の変動が家族機能変動の影響因子を変化させることがある．すなわち，原因が結果であり，結果は原因になるので，いわゆる循環的因果関係が存在する．

3）家族機能のメディエーターとモデレーター

原因（cause, C）と結果（result, R）の関係は，"C → R"と示すことができる．メディエーター（mediator, Med）は，中間変数（媒介変数）ともよび，原因と結果の中間に位置し，原因と結果を関連づける（図2）[5]．例えば，"親の疾患"（C）→"役割再分配にともなう家族のストレス"（Med）→"家族機能不全"（R）という関係がある．

また，モデレーター（moderator, Mod）は，調整変数ともよび，原因と結果の関係に影響をおよぼしている変数のことである（図3）．例えば，"親の疾患"（C）→"家族機能不全"（R）という関係があり，これに"こどもの年齢"（Mod）が影響を与えるという関係がある．

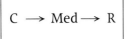

図2　メディエーター

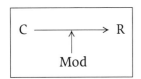

図3　モデレーター

3. 家族問題現象を説明する3要素

　家族問題現象とは，"家族の理想（目標）と現実（結果）との差異であり，解決するべき事柄"のことであり，家族現象が引き起こす影響のことである．一方，家族現象とは，"時空間において看護職者が観察できる，家族が現しているすべての事実"のことであり，家族問題現象を包含する．例えば，低年収のことを問題ということがあるが，これは事実に過ぎないので"家族現象"である．"家族問題現象"は，例えば，低年収が引き起こす家族の離婚などのことである．家族問題現象によって家族ケア／ケアリングの方策が異なるので，まず，家族問題現象を明確にすることが重要である．

　どんなに複雑そうにみえる家族問題現象であっても，整理すると家族機能の"理想""現実""改善"の3要素で説明できる（**表4**）．家族システムユニットが認識する家族機能の現実と理想を解きほぐして明らかにし，その乖離を埋めることが家族ケア／ケアリングである．

表4　家族問題現象を説明する家族機能の3要素

3要素	意　味
家族機能の理想	到達したい状況など
家族機能の現実	今，ここにある状況など
家族機能の改善	現実と理想の乖離を埋める方法など

B. "家族機能／ケアニーズ尺度"のSFE（家族環境評価尺度）

1. SFEの開発と構成

　家族看護学は家族機能の維持・向上を目的としており，家族機能研究は古くからあるが，看護職者が開発した家族機能尺度は少ない．また，家族システムユニットそのもののありようや家族環境などは，時代とともに常に変化しているので，現代に適した家族機能研究，家族機能尺度が必要である．SFE（Survey of Family Environment，家族環境評価尺度）は，家族システムユニットが認識する家族機能状態と家族システムユニットが認識するケアニーズを測定するモダンな"家族機能／ケアニーズ尺度"である（付録1）．なお，法橋が定義する家族機能などの用語の定義は，付録2にまとめてある．

　SFEの理論的基盤は，家族システムユニットのウェルビーイングに作用する家族環境に焦点化した新しい家族看護理論である家族同心球環境理論（Concentric Sphere Family Environment Theory, CSFET）[6]であり，確立された（信頼性と妥当性を具備した）尺度である．SFEの日本語版がSFE-J（Japanese version of the Survey of Family Environment）である．SFE-Jは，2005年にバージョン1.0（最初の一般公開版）を発行し，その後，研究と実践からのフィードバックをもとに改訂を続けている．SFE-Jの開発論文[7]に掲載されたバージョンは2.2であり，本書刊行時点での最新バージョンは2.4である．

　SFEは，"家族環境アセスメントモデル（Family Environment Assessment Model, FEAM）"のツール群（図4）のひとつである．FEAMは，CSFETを基軸とし，家族ウェルビーイングの状態をアセスメントするための家族アセスメントモデルである．SFEの概念枠組みであるCSFETにおける家族環境は，"家族システムユニットに外在／内在するあらゆる事物（ひと，もの，こと）や現象であり，家族内部環境，家族外部環境，家族時間環境から構成される統一体"と定義されている．そして，スープラシステム（supra system, Sup），マクロシステム（macro system, Mac），ミクロシステム（micro system, Mic）（以上の3つは家族外部環境システムという），家族内部環境システム（family internal environment system, Int），クロノシステム（家族時間環境システム）（chrono system, Chr）の5つのシステムで構成されている（図5，表5）．

　したがって，SFEはこの5つのシステムをサブスケール（subscale, 下位尺度）としている．SFEの開発にあたっては，家族機能の項目はCSFETにもとづいて開発されたFEAI（Family Environment Assessment Index, 家族環境アセスメント指標）[8]の細目（アセスメント質問）を基盤として構成している．その際，多忙な臨地現場での使用と回答者（ターゲットファミリー

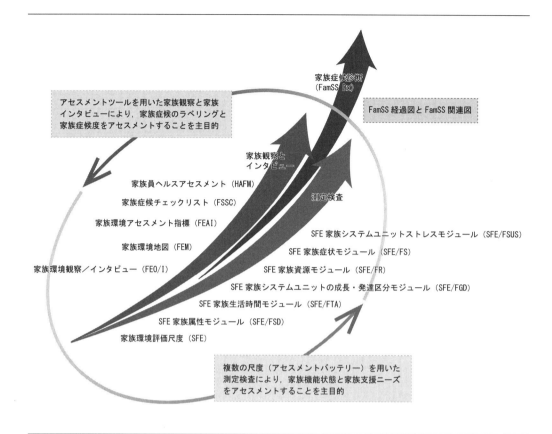

図4　家族環境アセスメントモデル（FEAM）（バージョン2.5）のコンストラクション

の家族員）への負担軽減を考えて，できる限り項目数を絞り込み，簡潔な表現で質問項目を記述した．**表6**には，SFEの項目とFEAIのアイテムとの連動を示した．以上から，SFEは，30項目（アイテム，item），サブスケールである5つの領域（ドメイン，domain）の家族機能を評価できる．

　SFEは，ターゲットファミリーの中の18歳以上の家族員を回答者とした自記式質問紙である．各家族員が，家族機能の30項目に対して家族システムユニットが認識している満足度と重視度を5段階のリッカート・スケールで回答することで，満足度得点（Satisfaction Score, SS）と重視度得点（Importance Score, IS）を定量する．法橋の家族機能レベル（家族機能度）の定義にしたがい，この満足度得点を家族機能得点とする．臨地現場で"家族機能診断テスト"として使用する場合は，教示文に書いてあるように30項目すべてへの回答が必要になる．

　さらに，SFEでは，ケアニーズ（家族ケア／ケアリング必要度）をアセスメントするために，SSとISから間接的にニーズ得点（Needs Score, NS）を30項目別に算出できる．また，対スープラシステム，対マクロシステム，対ミクロシステム，対家族内部環境システム，対クロノシス

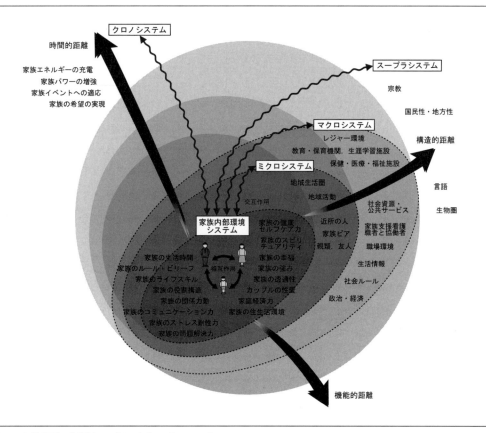

図5 家族同心球環境モデル（バージョン2.5）

テムの5つの視座から家族機能を評価でき，ケアニーズが高い領域や項目を明らかにすることで，適切な家族ケア／ケアリングに結びつけることが可能になる．

SFEの信頼性と妥当性については，子育て期家族（1,990家族）の夫婦ペアを対象として厳密に検討している[7]．クロンバックのα係数は基準値以上の値が得られ，内部整合信頼性（内的一貫性）は高かった．再テスト法により2週間の間隔をおいた得点の級内相関係数は高く（一致度は十分または完全），有意な相関であり，反復信頼性（安定性）は確保された．SFEの総得点とFeetham家族機能調査日本語版（FFFS-J）の家族機能得点（総d得点）との間には有意な相関が認められ，併存妥当性が支持された．構成概念妥当性は，確認的因子分析の結果，CSFETの概念を測定するための5因子構造が支持された．なお，スープラシステムのクロンバックのα係数は，日本のような無宗教が多い国では，この項目のためにクロンバックのα係数が低くなることがある．

表5　SFEの5領域（サブスケール）とその定義

5領域	定　義
スープラシステム supra system，Sup	"直接的あるいは間接的にその他の家族環境に影響し，家族環境全体を包括する外枠をなす基盤となる事物や現象"のことであり，家族システムユニットと交互作用している家族外部環境システムの一部である．惑星を超えて宇宙まで広がる家族環境であり，スープラシステムの内側にはマクロシステムが隣接しているが，外側は無限に広がるため輪郭はない． 　具体的には，"国民性・地方性""生物圏""宗教"などを含む．
マクロシステム macro system，Mac	"家族システムユニットから物理的／客観的かつ心理的／主観的な包括的評価で遠所(えんじょ)にある日常生活圏域における事物や現象"のことであり，家族システムユニットと交互作用している家族外部環境システムの一部である． 　具体的には，家族の日常活動の場（"教育・保育機関""生涯学習施設""保健・医療・福祉施設""職場環境"など）や"社会資源・公共サービス""政治・経済"などを含む．
ミクロシステム（マイクロシステム） micro system，Mic	"家族システムユニットから物理的／客観的かつ心理的／主観的な包括的評価で近所にある身近な地域における事物や現象"のことであり，家族システムユニットと交互作用している家族外部環境システムの一部である． 　具体的には，家族システムユニットと地縁でつながった"地域生活圏"，紐帯や連帯意識で結びついた"親類，友人"などを含む．
家族内部環境システム family internal environment system，Int	"家族システムユニット内における事物や現象"のことであり，個々の家族員とその活動，家屋とその中にある家族の所有物などで構成される．家族システムユニットの四囲の家族外部環境システムに対して，家族システムユニットを組織する内部のサブシステムで構成され，家族システムユニットと交互作用している． 　具体的には，"家族の生活時間""家族のルール・ビリーフ""家族の健康セルフケア力""家庭経済力""家族の住生活環境"などを含む．
クロノシステム（家族時間環境システム） chrono system，Chr	"現在から未来に向かったベクトルをもつ家族／家族員イベントの連続体"のことであり，時間的距離によって，家族外部環境システムと家族内部環境システムの時間的な経過，未来に向けての家族システムユニットの変容を解釈できる．家族外部環境システム，家族内部環境システム，家族システムユニットに包含されるが，別に取り出して扱うこともある． 　具体的には，"家族イベントへの適応""家族の希望の実現"などを含む．

B．"家族機能／ケアニーズ尺度"の SFE（家族環境評価尺度）

表6　SFE の項目と FEAI のアイテムの対応表

SFE の項目	FEAI のアイテム
1. 家族員と一緒にレジャーに出かけること	FEAI-22　レジャー環境
2. 仕事をもつ家族員が意欲的に働くこと	FEAI-27　職場環境
3. こどもが健全な教育・保育を受けること	FEAI-23　教育・保育機関，生涯学習施設
4. 家族が充実した保健・医療・福祉サービスを受けること	FEAI-24　保健・医療・福祉施設
5. 家族が社会のルールを守ること	FEAI-29　社会ルール
6. 家族がメディア（テレビ，新聞，インターネット，雑誌など）を利用すること	FEAI-28　生活情報
7. 家族員と宗教（宗教的なもの，こと，ひと）とのかかわり	FEAI-31　宗教
8. 家族が地球規模の環境・資源（エネルギー，水，森林など）を大切にすること	FEAI-34　生物圏
9. 家族が自国の文化・価値観を大切にすること	FEAI-32　国民性・地方性
10. 同居していない親類と家族とのつきあい	FEAI-21　親類，友人
11. 同居していない親類から家族が精神的に支えられること	FEAI-20　家族ピア
12. 友人と家族員とのつきあい	FEAI-21　親類，友人
13. 友人から家族員が精神的に支えられること	FEAI-20　家族ピア
14. 近所のひとびとと家族とのつきあい	FEAI-19　近所のひと
15. 家族が地域活動（自治会・町内会活動など）に参加すること	FEAI-18　地域活動
16. 家族にとって自宅周辺の地域が快適で安全なこと	FEAI-17　地域生活圏
17. 家族員同士の愛情による結びつき	FEAI-05　家族の関係力動
18. 家族員が家庭内で安らげること	FEAI-07　家族のストレス耐性力
19. 家族員間での悩み・心配の相談とそれを解決すること	FEAI-08　家族の問題解決力
20. 家族の経済力（収入と資産）と家計消費状況	FEAI-15　家庭経済力
21. 家族で共有する家族時間を大切にすること	FEAI-01　家族の生活時間
22. 家族員が家族内でのルールを守ること	FEAI-02　家族のルール・ビリーフ
23. 子育てを家族員が協力して行うこと	FEAI-04　家族の役割構造
24. 家事を家族員が協力して行うこと	FEAI-04　家族の役割構造
25. 介護・療養上の世話を家族員が協力して行うこと	FEAI-04　家族の役割構造
26. 家族員の食生活の管理	FEAI-09　家族の健康セルフケア力
27. 家族員の心とからだの健康管理	FEAI-09　家族の健康セルフケア力
28. 今後起きる出来事（想定内と想定外の出来事）に家族が適応していけること	FEAI-37　家族イベントへの適応
29. 将来に向かって家族の力をさらに高めていけること	FEAI-36　家族パワーの増強
30. 家族の将来の希望をかなえていけること	FEAI-38　家族の希望の実現

2. SFE の特徴

　家族看護学は，家族システムユニットを対象とするパラダイムをもつにもかかわらず，対象者（自記式質問紙の回答者，インタビューの対象者など）は家族員個人が単位となり，理論の水準（家族システムユニット）と方法の水準（家族員個人）との間で単位が異なるという課題（パラダイムミスマッチ）がある．例えば，自記式質問紙調査では，データ収集の対象者は個々の家族員となるので，ひとつの家族から夫（父親）が回答した得点と妻（母親）が回答した得点などを得ることができるが，家族員間で必ずしも得点が一致するわけではない．対象者は，とくに妻（母親）であることが多いのが実情であり，法橋（2005 年）はこれを"妻たちの家族看護学"問題[1, 9]として提起した．しかし，SFE の家族機能得点（SS）は，夫婦ペアの間で有意差が認められず，この"妻たちの家族看護学"問題を解決した尺度であるという特徴がある．

　なお，SFE の英語版（English version of the Survey of Family Environment, SFE-E）および中文版（Chinese version of the Survey of Family Environment, SFE-C）を開発しており，近々に公表予定である．SFE は，家族外部環境システムと家族内部環境システムを網羅しているので，家族外部環境の相違に着目した研究（トランス文化家族看護学）にも適していると考える．例えば，日本語，英語，中国語の 3 言語圏で生活をしている家族，日本の幅広い地域（都心部，田舎部，島嶼部など）で生活をしている家族などを対象として，文化横断的に家族機能の比較を行い，家族外部環境システムの相違が家族機能におよぼす影響を実証することが可能である．以上をふまえ，SFE がもつ主な特徴をまとめておく（**表 7**）．

　なお，CSFET と最も似通った概念枠組みをもつ家族機能尺度には，フィータム（Suzanne L. Feetham）らによって開発された FFFS[10] の翻訳版である"Feetham 家族機能調査日本語版（FFFS-J）"がある[11, 12]．FFFS は，家族エコロジカルモデル[13, 14]にもとづいて開発された尺度であり，家族システムユニットの対内的機能と対外的機能の両方を網羅し，全世界で幅広く使用されている．ただし，FFFS の原版は 1982 年に開発されており，SFE のほうが FFFS よりも広範囲な家族機能を網羅している．また，FFFS は"妻たちの家族看護学"問題を有するが，SFE は"妻たちの家族看護学"問題を解決した尺度である．3 分野で構成される FFFS の場合，夫婦間の家族機能得点は，"家族と家族員との関係"分野に関する項目は乖離しやすく，"家族とサブシステムとの関係"分野と"家族と社会との関係"分野に関する項目は乖離しにくいことが明らかになっている[15]．FFFS の詳細は，Web サイト（http://www.familynursing.org/ja/fffs/）に掲載している．

B. "家族機能／ケアニーズ尺度"のSFE（家族環境評価尺度）

表7 SFEの主な特徴

1. CSFETに立脚して開発され，妥当性と信頼性を具備した自記式の"家族機能／ケアニーズ尺度"であり，臨地現場で"家族機能診断テスト"としても使用できる．
2. 5領域（スープラシステム，マクロシステム，ミクロシステム，家族内部環境システム，クロノシステム），30項目で構成し，家族内部環境，家族外部環境，家族時間環境に対する家族機能を網羅している．
3. 家族システムユニットが認識する家族機能は"満足度得点（SS）"，家族システムユニットが認識するケアニーズは"ニーズ得点（NS）"で定量できる．
4. ケアニーズが高い領域／項目を明らかにすることで，ターゲットファミリーに適した家族ケア／ケアリングに結びつけることが可能になる．
5. 夫婦ペア間の家族機能得点（SS）に有意差が認められず，各家族員が回答した家族機能得点が家族システムユニットとしての家族機能得点を代表する．すなわち，SFEは"妻たちの家族看護学"問題を解決した尺度である．
6. 仕事をもつ家族員の有無，こどもの有無，介護などを必要とする家族員の有無にかかわらず，さまざまな家族の成長・発達区分にあるターゲットファミリーに使用可能である．
7. 日本語版（SFE-J），英語版（SFE-E），中文版（SFE-C）があり，3言語圏におけるトランス文化家族看護学研究にも活用できる．とくに日本語版（SFE-J）は，海外で開発された家族機能尺度の翻訳版ではなく，日本で開発された家族機能尺度であり，日本の文化を考慮したわかりやすい項目で構成されている．

3．5領域30項目の構成

　SFEの5領域とその項目数は，スープラシステムは3項目，マクロシステムは6項目，ミクロシステムは7項目，家族内部環境システムは11項目，クロノシステムは3項目あり，合計で30項目になる（**表8**）．仕事，こども，介護に関する全4項目には，"INAP"（Inapplicable，対象外・非該当）のチェック欄を設けている．仕事をもつ家族員がいない家族，こどもがいない家族，介護などを必要とする家族員がいない家族では，"INAP"をチェックするように指示し，その項目を採点から除外する．具体的には，SFEの細項目である"2．仕事をもつ家族員が意欲的に働くこと"は，仕事をもつ家族員がいない場合は"INAP"とする．"3．こどもが健全な教育・保育を受けること"と"23．子育てを家族員が協力して行うこと"は，18歳未満のこどもがいない場合は"INAP"とする．SFEの教示文では，"こども"とは18歳未満のこども全員をさす（例えば，実子，養子，孫，ひ孫など）と説明してある．"25．介護・療養上の世話を家族員が協力して行うこと"は，介護などを必要とする家族員がいない場合は"INAP"とする．

表8　SFEの5領域30項目

領　域	項　目	INAPの有無
スープラシステム (Sup)	7. 家族員と宗教（宗教的なもの，こと，ひと）とのかかわり	
	8. 家族が地球規模の環境・資源（エネルギー，水，森林など）を大切にすること	
	9. 家族が自国の文化・価値観を大切にすること	
マクロシステム (Mac)	1. 家族員と一緒にレジャーに出かけること	
	2. 仕事をもつ家族員が意欲的に働くこと	あり
	3. こどもが健全な教育・保育を受けること	あり
	4. 家族が充実した保健・医療・福祉サービスを受けること	
	5. 家族が社会のルールを守ること	
	6. 家族がメディア（テレビ，新聞，インターネット，雑誌など）を利用すること	
ミクロシステム (Mic)	10. 同居していない親類と家族とのつきあい	
	11. 同居していない親類から家族が精神的に支えられること	
	12. 友人と家族員とのつきあい	
	13. 友人から家族員が精神的に支えられること	
	14. 近所のひとびとと家族とのつきあい	
	15. 家族が地域活動（自治会・町内会活動など）に参加すること	
	16. 家族にとって自宅周辺の地域が快適で安全なこと	
家族内部環境システム（Int）	17. 家族員同士の愛情による結びつき	
	18. 家族員が家庭内で安らげること	
	19. 家族員間での悩み・心配の相談とそれを解決すること	
	20. 家族の経済力（収入と資産）と家計消費状況	
	21. 家族で共有する家族時間を大切にすること	
	22. 家族員が家族内でのルールを守ること	
	23. 子育てを家族員が協力して行うこと	あり
	24. 家事を家族員が協力して行うこと	
	25. 介護・療養上の世話を家族員が協力して行うこと	あり
	26. 家族員の食生活の管理	
	27. 家族員の心とからだの健康管理	
クロノシステム (Chr)	28. 今後起きる出来事（想定内と想定外の出来事）に家族が適応していけること	
	29. 将来に向かって家族の力をさらに高めていけること	
	30. 家族の将来の希望をかなえていけること	

4. SFE-J の提供

1）SFE-J の入手方法

研究者・教育者・実践者・学生などが研究・実践を目的として使用する場合は，SFE は無料で入手し，自由に使用できる．SFE-J の最新版は，2016年1月6日発行の 2.4J であり，小冊子になっている．

SFE-J を使用するにあたって使用許諾書の交付が必要な場合は，必要事項（簡潔に記入）を添えて，電子メールもしくは書面にて使用申込をする必要がある（**表9**）．**付録1**にある SFE の見本で検討し，使用が決まった時点で申込をする．SFE-J の著作権者ならびに代表窓口は，法橋尚宏である．詳細は，Web サイト（http://www.familynursing.org/ja/theory/thehohashinotes/sfe/）に掲載している．

使用申込の連絡を受けた後，SFE-J の原本2冊を開発・著作権者から郵送する．これは A4 版の4ページからなる小冊子で，黒色と青色の2色印刷になっている．使用にあたっては，原則として，原本をそのまま必要部数分をコピー（できればカラーコピー）する．リサイズ（拡大・縮小コピー）は自由にできる．ただし，SFE-J は著作権で保護された著作物であり，改変および改良はできない．なお，SFE を活用した成果の公表時（とくに研究用途の場合）には，開発・著作権者に成果物（論文，会議録，総説など）の送付をお願いしている．

なお，現在，SFE を使ったデータをアーカイブし，利用希望者に無償提供できるシステムを考案中である．

表9　SFE-J の使用申込

使用申込にあたっての必要事項	1. 氏名 2. 所属 3. 住所 4. 電子メールアドレス 5. 使用目的 6. 成果の公表方法（とくに研究用途の場合） 7. 使用許諾書交付の必要の有無
開発・著作権者の連絡先，成果の送付先	〒654-0142　兵庫県神戸市須磨区友が丘 7-10-2 神戸大学大学院保健学研究科家族看護学分野 教授　法橋尚宏 電子メール：naohiro@hohashi.org

2）SFE-J の購入方法

家族インタビュー／ミーティングや質問紙調査などを 2 色印刷の原本を使用して実施するために，複数冊の SFE-J の原本が必要な場合は，『SFE-J（家族環境評価尺度）用紙（30 名分 1 組）』が販売されているので，下記から購入できる（**表 10**）．これは，1 セットに 30 名分の用紙が入っている．送料・梱包料として，全国一律送料 500 円（税込）が別途かかる．大量に必要な場合は，別途，電子メールにて見積りを提示する．校費・公費などで別途手続きが必要な方，請求書類が必要な方にも対応できる．

表 10 『SFE-J（家族環境評価尺度）用紙（30 名分 1 組）』の情報

商品名	SFE-J（家族環境評価尺度）用紙（30 名分 1 組） 法橋尚宏，本田順子著 本体 2,500 円＋税
連絡先	有限会社 EDITEX（エディテクス） 電子メール：info@editex.jp Web サイト：http://editex.jp/

C. SFEのスコアリングの方法

1. 満足度得点，重視度得点，ニーズ得点の算出

1）家族機能の操作的定義と社会的望ましさ

　SFEが定量する家族機能は，法橋の定義にしたがい，"家族員役割の履行により生じ，家族システムユニットが果たす認識的働きならびに家族環境に対する認識的力"である．家族機能レベル（家族機能度）は，"家族機能の現状に対して家族システムユニットが認識している満足度"のことであり，家族員の主観的な認識によって定量化する．家族機能は，家族外の他者（看護職者など）がアセスメントするパラダイムではないことに留意する．

　なお，SFEにおける家族とは，回答者（家族員）が"家族であると考えるひとびと（回答者自身を含む）"のことで，例えば，親，婚姻関係が成立している配偶者・パートナー（同棲・内縁・事実婚関係者も含む），こどもなどで構成される（同居の有無は問わない）．ただし，亡くなったひと，出産前の胎児，ペットは含まない．また，"こども"とは18歳未満のこども全員をさす（例えば，実子，養子，孫，ひ孫など）．これらの用語説明は，回答する前に回答者が読んで理解できるように，SFEの表紙の教示文に明記してある．

　なお，とくに臨地現場で"家族機能診断テスト"として使用する場合は，自分の家族を社会的に望ましくみせようとする圧力により，社会的望ましさ（social desirability）が問題となる[16]．社会的望ましさとは，回答者が信じているものにしたがうのではなく，社会的に最も受け入れられやすいものにしたがって回答する傾向のことであり，データがゆがむことになる．これを回避するためには，あまり深く考え込まないで回答するのがよいので，SFEの教示文でその旨を説明してある．

2）回答方法

　家族機能得点が家族員間で乖離することを避けるために，法橋の家族機能の操作的定義にしたがって，各30項目に対して"家族員個人の認識"ではなく，"家族システムユニットの認識"によって満足度を評価するように教示してある．各項目には，その項目に家族全体がどの程度満足しているか（満足度），その項目が家族全体にとってどの程度重要なことか（重視度）という2つの質問がある．すなわち，SFEでは合計60の回答欄がある．満足度は"満足"から"満足していない"までの5段階の中で，重視度は"重要"から"重要でない"までの5段階の中で，回答者の家族システムユニットの気持ち（家族員全員の代表的・平均的な気持ち）に最も近いものひとつを○で囲んでもらう．

なお，SFE の回答所要時間は約 7 分である．SFE は，家族機能をメタ（meta，俯瞰的）な視点から評価するための検査ツールであるので，SFE の短縮版の開発は計画していない．ただし，5 領域（サブスケール）すべてを使用せず，一部の領域に限って使用することは可能である．

3）満足度得点（項目 SS），領域別項目平均 SS，総合 SS（OSS）

家族員個人が回答した家族の満足度とは，各項目が充足している度合いである．満足度得点（Satisfaction Score, SS）とは，充足している度合いを得点化したもので，充足度の 5 段階に"満足（5 点）"から"満足していない（1 点）"までの得点を与えて，その回答者の素点（項目 SS）とする．項目 SS の得点範囲は，1 点から 5 点である（$1 \leq SS \leq 5$）．

満足度は，30 項目別の"項目 SS"に加えて，5 領域別の領域合計得点，30 項目の項目合計得点で分析する．領域合計得点と項目合計得点は，回答者によって回答項目数が異なるので項目平均値を用いる．すなわち，回答者ごとに回答した各領域の項目の SS の合計得点を回答した項目数で除することで，"領域別項目平均 SS"を算出する．同様に，回答者ごとに全 30 項目の中で回答した項目の SS の合計得点を回答した項目数で除することで，"総合 SS"（Overall Satisfaction Score, OSS）を算出し，分析に供する．したがって，領域別項目平均 SS と総合 SS の得点範囲は，いずれも 1 点から 5 点である．なお，"総合 SS"は項目平均値ではあるが，便宜上，"総合 SS"あるいは"OSS"という．

4）重視度得点（項目 IS），領域別項目平均 IS，総合 IS（OIS）

家族員個人が回答した家族の重視度とは，各項目が重要である度合いである．重視とは，"重要であると思うこと"を意味する．重視度得点（Importance Score, IS）とは，重要である度合いを得点化したもので，重視度の 5 段階に"重要（5 点）"から"重要でない（1 点）"までの得点を与えて，その回答者の素点（項目 IS）とする．項目 IS の得点範囲は，1 点から 5 点である（$1 \leq IS \leq 5$）．

さらに，領域別項目平均 SS と総合 SS と同様に"領域別項目平均 IS"と"総合 IS"を算出することが可能である．回答者ごとに回答した各領域の項目の IS の合計得点を回答した項目数で除することで，"領域別項目平均 IS"を算出する．同様に，回答者ごとに全 30 項目の中で回答した項目の IS の合計得点を回答した項目数で除することで，"総合 IS"（Overall Importance Score, OIS）を算出できる．領域別項目平均 IS と総合 IS の得点範囲は，いずれも 1 点から 5 点である．ただし，IS は，SS から NS を算出するときに使用する得点であって通常は分析に供しない．

5）ニーズ得点（項目 NS），領域別項目平均 NS，総合 NS（ONS）

一般的に，重要でありかつ充足されていない項目ほど，何らかの家族ケア／ケアリングが必要であると考えられる．重要である度合いは"項目 IS"，充足されていない度合いは 6 から SS を

引いた値"6 − SS"で考えることができる．個人が回答した家族のニーズ得点（Needs Score, NS）とは，家族ケア／ケアリングの必要度を指標化したものであり，"項目NS"はその項目の"IS"と"6 − SS"を掛け合わせることによって算出する．下記の計算式に，項目ごとに数値を代入する．

（ニーズ得点）＝（重視度得点）×（6 −満足度得点）

すなわち，NS = IS ×（6 − SS）

項目NSの得点範囲は1点から25点である（1 ≦ NS ≦ 25）．"項目NS"が高い項目は，満足度得点（SS）が低くかつ重視度得点（IS）が高い項目であり，重要視しているにもかかわらず家族機能が低いと認識しているのでケアニーズが高いと判断できる．

家族ケアニーズは，30項目別の"項目NS"に加えて，5領域別の領域合計得点，30項目の項目合計得点で分析する．領域合計得点と項目合計得点は，回答者によって回答できる項目数が異なるので項目平均値を用いる．すなわち，回答者ごとに回答した各領域の項目のNSの合計得点を回答した項目数で除することで，"領域別項目平均NS"を算出する．同様に，回答者ごとに全30項目の中で回答した項目のNSの合計得点を回答した項目数で除することで，"総合NS"（Overall Needs Score, ONS）を算出し，分析に供する．したがって，領域別項目平均NSと総合NSの得点範囲は，いずれも1点から25点である．なお，"総合NS"は項目平均値ではあるが，便宜上，"総合NS"あるいは"ONS"という．

6）家族システムユニットの得点

家族員データと家族データ（family's score，家族システムユニットデータ）とは意味が異なる．前述のようにSFEは"妻たちの家族看護学"問題を解決した尺度であるので，家族システムユニットの得点（項目SS，領域別項目平均SS，総合SS，項目IS，領域別項目平均IS，総合IS）は，SFEを回答した家族員個人の得点の平均値とする．具体的には，例えば，ターゲットファミリー内の1名の家族員から回答を得た場合（例えば，ひとり親家族，カップルのひとりからしか回答が得られていない場合など）は，その家族員データを家族データ（家族システムユニットデータ）とする．また，ターゲットファミリー内の2名以上の家族員から回答を得た場合（例えば，カップルから回答を得られた場合など）は，得点の平均値を家族データ（家族システムユニットデータ）として扱う．なお，家族インタビュー／ミーティングにおいて，複数名の家族員で話し合いながらSFEに回答した場合は，そのデータが家族データ（家族システムユニットデータ）になる．

SFEの家族データ（家族システムユニットデータ）は，家族員の得点の単純平均であり，重要度に応じて重み（ウェイト）をつけて計算した加重平均ではない．例えば，こどもがいる3人家族（会社員の夫，専業主婦の妻，幼稚園に通うこども）で，こどもの養育を妻が全面的に担っている家族の家族データを考えてみる．この家族ケースでは，こどもに関する項目の家族データを算出するときに，妻の得点は夫の得点よりも重みをつけて家族データを算出することが一案と

して考えられる．しかし，SFEでは家族員個人への質問ではなく，家族全体として回答する形式になっており，"妻たちの家族看護学"問題[1,8]を解決した尺度であるので，原則として，加重平均を考慮する必要がない．ただし，家族員の性格が合わない，家族員の生育環境が異なる，家族員が異なる役割を遂行している，家族員個人の希望が異なる，家族員の印象深いイベントが異なることにより，家族員間のSFEの得点が乖離しやすくなることが明らかになっている[17]．

7）家族機能不全を診断するためのカットオフ値

家族機能の正確かつ絶対的な評価は，家族症候診断の基盤となる．SS（家族機能得点）のカットオフ値（cut-off point，判断値）とは，どこまでを家族機能良好，どこからを家族機能不全とするかという基準値のことである．カットオフ値をもたない家族機能尺度では，家族間での家族機能の比較（コントロール群との群間比較）はできるが（相対的アセスメント），家族機能不全の家族看護診断（絶対的アセスメント）はできない．確立した家族機能尺度[18]の中で，家族機能得点のカットオフ値をもつ尺度はFamily APGAR[19]のみである．しかし，これは古典的な尺度であり，カットオフ値のエビデンスが疑問視されている[20]．

SFEの臨地応用としては，家族機能の定量化により，家族機能不全家族のスクリーニングがあげられる．家族機能不全家族を早期発見することにより，早期家族ケア／ケアリングを実施できる．臨床医学診断と同様に，SFEでは，子育て期家族（7,572名）を対象としてROC曲線（receiver operator characteristic curve）[21]を用いて分析した結果[22]から，家族機能不全を診断するためのSFEのカットオフ値を設定している．OSS（総合SS）のカットオフ値は3.26であり，これよりも低値（3.26未満）を示す家族は家族機能不全であると判断できる．なお，現在，家族の成長・発達区分別，項目／領域別にカットオフ値を設定するための大規模調査を実施中である．

2．SFEの使用上の注意

SFEを家族アセスメントに使用するにあたって，下記の6点に留意する（**表11**）．なお，SFEの家族機能の項目はFEAIの細目（アセスメント質問）を基盤として構成してある．したがって，各項目の詳細は，『FEAI-J（家族環境アセスメント指標）のアセスメントガイド』を参照するとよい．例えば，SFEの"14. 近所のひとびとと家族とのつきあい"において，近所の定義がわかならない場合がある．『FEAI-J（家族環境アセスメント指標）のアセスメントガイド』の"FEAI-19. 近所のひと"の説明を参照すると，近所とは"目安として町内会区域（自宅から約500m以内の距離）"と定義してある．

表 11　SFE の使用上の注意

1. SFE の対象者（回答者）は，ターゲットファミリーを構成する 18 歳以上の家族員全員である．認知症や精神疾患で文章の理解力が低いと思われるひと，日本語の読解力がないひとなどは，原則，回答者から除外する．なお，視力障害により文字が見えないひとのために，"SFE-J 点字版" が用意されている．

2. 教示文において "こどもとは 18 歳未満のこども全員" と明記しているが，対象となる家族によっては "こども" を操作的に定義する必要がある（例えば，高校生がいる家族への調査の場合，18 歳以上であっても高校生であれば "こども" と操作的定義を行うなど）．

3. 仕事，こども，介護に関する 4 項目には，"INAP" のチェック欄があり，"INAP" に該当すると回答している項目は，その項目のみを採点から除外する．SFE では，領域別項目平均 SS と総合 SS，領域別項目平均 NS と総合 NS の算出には項目平均値を用いるので，"INAP" になっている項目があっても得点が算出できる．

4. とくに，日本で近年増加しているひとり親家族に対しても使用可能であり，特別な採点方法にはならない．SFE では，家族機能の各 30 項目が遂行できるか否かではなく，満足しているか否かを尋ねているので，家族や家族員が遂行することが不可能あるいは困難な項目であっても除外する必要がない．例えば，"23. 子育てを家族員が協力して行うこと" は，こどもとその母親からなる家族（ひとり親家族）の場合，子育てを行う家族員は母親であり，他の家族員（こども）からの協力が得られない場合であっても，遂行することが不可能あるいは困難な現状に満足しているか否かについては回答可能である．さらに，例えば，"25. 介護・療養上の世話を家族員が協力して行うこと" は，18 歳以上の家族員が自分自身以外にいない場合であっても，こどもが分担できる役割もある．こどもを含む家族員が助け合って生活しているひとり親家族の場合，この項目が必ず "INAP" になるわけではないので，本人の認識にしたがう．

5. 家族の範囲（家族インターフェイス膜の所在）は，家族員によって異なることが往々にしてある．家族の範囲は，家族員全員で合議して決める必要があるので，自記式質問紙では家族の範囲は明らかにできない．あくまでも "回答者が想定する家族" について回答することになり，それが質問紙の限界である．法橋（2014 年）は，このように家族員が認識する家族の範囲が家族員によって異なる問題を "片思いの家族員" 問題として提起している[2]．

6. 家族インタビュー／ミーティングで SFE を使用する場合，その場で満足度得点（SS）と重視度得点（IS）からニーズ得点（NS）を算出するために，表計算ソフトウェア Microsoft Excel（日本マイクロソフト株式会社）のテンプレートを準備している（後述）．

3. データのハンドリング

1）電子調査（Internet 調査）

電子調査[23, 24]を行うことによって，パソコンに自動的に入力できるシステムを構築することができる．例えば，Questant（https://questant.jp/）やSurveyMonkey（https://jp.surveymonkey.com/）がある．これらでは，質問紙のWebページをパソコンだけではなく，タブレット型末端（iPad［アップルジャパン株式会社］など）やスマートフォン（iPhone［アップルジャパン株式会社］など）でも最適に表示させることができる．筆者らは，12.9インチのスクリーンをもつiPad Proを使用している．詳細は，Webサイト（http://www.familynursing.org/ja/theory/thehohashinotes/sfe/）に掲載している．

なお，Internet 調査では，IPアドレス（Internet Protocol address）が特定できるため，無記名調査とはいい切れないという欠点がある．一方，例えば，重要な項目は回答しないと次に進めないように制限をかけたり，こどもに関する項目ではこどもの定義を表示して注意を促すような工夫ができる．なお，筆者らの作成したWeb版SFE-Jは，http://www.familynursing.org/sfe/ja/ にある．

2）表計算ソフトウェアのテンプレート

ニーズ得点（NS）などを算出するために，表計算ソフトウェアのテンプレート（SFE_Cal.xlsx）がある．2名の家族員用（ペア家族員）のテンプレートは，Webサイト（http://www.familynursing.jp/archives/SFE_Cal.xlsx）から自由に入手して，使用できる．SFE_Cal.xlsxでは，黄色のセルにSFEに回答された数値を入力すると，必要な得点が自動的に算出されるので便利である．

対面での家族インタビュー／ミーティングの場合，例えば，iPadを持参してその場でニーズ得点（NS）などを計算でき，すぐに家族インタビュー／ミーティングで活用できる．iPad/iPhone用のMicrosoft Excel（日本マイクロソフト株式会社）は，無料で入手できる．iPadは携帯性に優れているので，さまざまなフィールドで使いやすい．

4. 家族機能得点とケアニーズ得点のランキング（順位付け）

家族インタビュー／ミーティングの場合，満足度得点（SS）については，項目SSと領域別項目平均SSで，ターゲットファミリー内で30項目を得点順に並べてリスト（ベスト5とワースト5）を作成する（**表12**）．ターゲットファミリー内での相対的なランキングにより，満足度得点が高い項目／領域はその家族の強み，逆に，満足度得点が低い項目／領域はその家族の弱みであると一見して判断できる．

家族インタビュー／ミーティングの場合，ニーズ得点（NS）については，項目NSと領域別

表12 家族機能得点とニーズ得点のランキング

ランキング	項目 SS		領域別項目平均 SS		項目 NS		領域別項目平均 NS	
	トップ5	ワースト5	トップ5	ワースト5	トップ5	ワースト5	トップ5	ワースト5
1								
2								
3								
4								
5								

項目平均NSで，ターゲットファミリー内で30項目を得点順に並べてリスト（ベスト5とワースト5）を作成する（表12）．ターゲットファミリー内での相対的なランキングにより，ニーズ得点が高い項目／領域は家族ケア／ケアリングの優先度が高く，逆に，ニーズ得点が低い項目／領域は家族ケア／ケアリングの優先度が低いと一見して判断できる．

なお，複数の家族を対象とした質問紙調査の場合は，項目SS，領域別項目平均SS，総合SS，項目NS，領域別項目平均NS，総合NSの6つで同様のランキングを作成すると，ターゲットファミリーの特徴を把握しやすくなる．

5. SFE診断シート

満足度得点（SS）は領域別項目平均SSと総合SS（OSS）で，ニーズ得点（NS）は領域別項目平均NSと総合NS（ONS）でレーダーチャート（図6，7）を描く．5領域別の得点を比較して全体のバランスを把握したり，レーダーチャートを経時的に描くことで時系列のデータから変動傾向を分析したりできる．なお，家族イベントに曝露された家族の家族機能は，最短で1週間後に家族機能の変動が認められる[25]．家族イベントの曝露から家族機能の変動までの潜伏期の長さは，家族イベント度，家族機能力（前述）によって異なる．

なお，臨地現場において，経時的にSFEを繰り返し実施する場合は，毎回，全30項目に回答してもらうのが望ましいが，家族機能が低い項目やケアニーズが高い項目に絞って家族に回答してもらうと時間短縮になる．

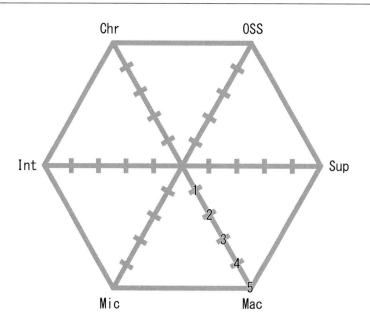

図 6 SFE 家族機能（SS）診断シート

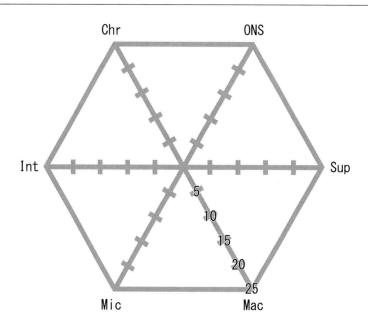

図 7 SFE ケアニーズ（NS）診断シート

6. SFEによる家族インタビュー／ミーティングにおける優先順位の決定

　家族インタビュー／ミーティングにおいては，最初に家族機能／ケアニーズ尺度であるSFEによって，家族が認識する家族機能状態と家族が認識するケアニーズを測定した後に，優先順位（聴取する項目の順序）を決定して家族インタビュー／ミーティングを進行するという方法もある（**表13**）．ターゲットファミリーの中で，相対的に家族全体のケアニーズ得点の高い項目，相対的に各家族員の家族機能得点が低い項目などがあげられる．こられの項目に絞って家族インタビュー／ミーティングを進めると，効率よく家族ケア／ケアリングに必要な家族情報を入手できる．その他に，FEM（Family Environment Map，家族環境地図）やSFE/FSD（SFE Family Sociodemographics Module，SFE家族属性モジュール）などからの家族情報から，質問項目を追加する．

表13　家族インタビュー／ミーティングの優先順位が高い項目

- 家族全体のニーズ得点の高い項目
- 各家族員のニーズ得点の高い項目
- 家族全体の家族機能得点が低い項目
- 各家族員の家族機能得点が低い項目
- 家族員間でニーズ得点の乖離が大きい項目
- 家族員間で家族機能得点の乖離が大きい項目

D. SFEのコーディングルールとデータクリーニング

1. 有効回答とする基準

　質問紙調査でSFEを使用した場合，原則として，欠損値の数がSS全30項目中3項目（全項目数の1割に相当）よりも多いとき，かつ，IS全30項目中3項目（全項目数の1割に相当）よりも多いときは無回答が多いと考え，その回答者のSFEは無効として分析対象から除外する．ただし，例えば，家族機能状態のみを評価するためにSSのみを分析する場合は，欠損値の数がSS全30項目中3項目（全項目数の1割に相当）よりも多いときのみに無効回答とする．このように，一部の質問にのみ回答をする理由としては，記入忘れ（回答を書き忘れ），回答不能（回答がわからない），回答拒否（回答したくない）などが考えられる．

　SSの30項目すべてを同じ数値に丸を付けている場合，または，ISの30項目すべてを同じ数値に丸を付けている場合は，回答の信頼性について疑義がある，あるいは調査協力を拒否していると判断できるので，併用した質問紙への回答も吟味した上で，その回答者のSFEは無効回答として分析対象から除外する．

　回答の理屈が合わない場合（矛盾回答，記入ミス）は無効回答として，その回答者のSFEは分析対象から除外する．例えば，項目3で"INAP"を選択しているにもかかわらず，項目23では"INAP"を選択していない場合は，18歳未満のこどもがいるのか否かがわからず矛盾している回答である（ただし，SFE家族属性モジュールであるSFE/FSD，他の家族員が回答したSFEによって，矛盾しているか否かを明らかにできる場合がある）．

　回答者が調査対象者と異なる場合は，SFEを含むすべての質問紙を無効回答とする．例えば，高校生の両親を対象とした調査の場合，家族構成，年齢などから，高校生の両親以外（例えば，高校生自身，その祖父母など）が回答したと判断できる場合は，SFEは無効回答とする．

2. コーディングルールとデータクリーニング

1）コーディングルール

　回収したSFEは，縦長A4サイズの2穴リングバインダーに綴じて整理をする[26]．データ入力は，まずは，Microsoft Excel（日本マイクロソフト株式会社）を使用して，コーディング表（**表14**）にしたがってデータを入力する．外部へのデータ漏洩を防止するために，データ入力には，インターネットに接続されていない統計解析専用のパソコンを使用する．無回答の項目は，その項目のセル（cell，データの入力に使う最も小さな単位）を空白とし，欠損値として扱う（入力

漏れの心配をする場合は，空白のセルを色で塗りつぶすなどの工夫をするとよい）．コード名は，英語で入力するのがよい（英数字の半角文字でないと，統計解析ソフトウェアで読み込んだときに文字化けをしたり，エラーが起きることがあるからである）．なお，ここでは，SFE-J のバージョン 2.4 を使用している．Microsoft Excel のデータは，SPSS（日本アイ・ビー・エム株式会社）や JMP（ジャンプ）（SAS Institute Japan 株式会社）などの統計解析ソフトウェアで読み込んで，統計解析ができる．家族データの統計解析については，成書[1]や原著論文などを参考にするとよい．

　回答に不明な点がある場合，コーディングルールにしたがって判断してデータを修正した場合などは，その内容を直接 SFE に赤字で記入し，付箋（強粘着タイプ）を貼るとわかりやすい．さらに，データシートの"コメント"のセルに，その内容を確実に記入し，必要に応じてコーディングルールを自分なりにアップデートする．

表 14　コーディング表の例

変数	コード名（列の名称）	コード（入力する数値，文字）	コーディングルール，データクリーニングの方法など
家族コード	fam_code	家族コード＝ナンバリングスタンプ	同じ家族の家族員には，同じナンバリング（番号や記号）をつける．なお，家族コードを記入して配布する場合，ナンバリングマシンを使うとよい．例えば，コクヨ株式会社の"ナンバリングマシン5桁"（品番：IS-M71）がある．
白紙か否か	blank_sfe	白紙＝0，記入あり＝1	全項目が無記入の場合は，白紙として入力する．
有効回答か否か	valid_sfe	無効回答＝0，有効回答＝1	前述の SFE の有効回答の判断基準にしたがう．
ペア回答か否か	pair_sfe	シングル＝0，ペア＝1	例えば，夫婦を対象とした場合，色分けした質問紙の表紙に同じナンバリングをつけ，別々に回収した質問紙が同じ家族からの回答であることがわかるようにすると，ペア夫婦を同定しやすい．なお，夫婦ペアで質問紙が回収できていれば，一方が白紙や無効回答であっても"ペア"と入力する．家族構成などからひとり親であるとわかる場合は"シングル"と入力する．
SS と IS	sfe_ss_01 sfe_ss_02 sfe_ss_03 など sfe_is_01 sfe_is_02 sfe_is_03 など	60 項目の回答＝記入値	数値と数値の中間に丸が付いている項目，2つの数値にまたがって丸が記入されている項目は，0.5 刻みにして得点を入力する．例えば，"2"と"3"の中間に丸が記入されている項目は"2.5"，"4"と"5"の2つに丸が記入されている項目は"4.5"と入力する．
NS	sfe_ns_01 sfe_ns_02 sfe_ns_03 など	NS＝IS×(6－SS)	Microsoft Excel で，セルに数式を入力して計算する．

領域別項目平均 SS, 総合 SS (OSS)	sfe_ss_sup sfe_ss_mac sfe_ss_mic sfe_ss_int sfe_ss_chr sfe_oss	それぞれの算出数式	Microsoft Excelで，セルに数式を入力して計算する．
領域別項目平均 IS, 総合 IS (OIS)	sfe_is_sup sfe_is_mac sfe_is_mic sfe_is_int sfe_is_chr sfe_ois	それぞれの算出数式	Microsoft Excelで，セルに数式を入力して計算する．
領域別項目平均 NS, 総合 NS (ONS)	sfe_ns_sup sfe_ns_mac sfe_ns_mic sfe_ns_int sfe_ns_chr sfe_ons	それぞれの算出数式	Microsoft Excelで，セルに数式を入力して計算する．
記入年月日	date_sfe	記入年月日＝記入値	年月日を半角数字で，半角スラッシュ記号で区切って入力する．例えば，2005年7月19日は"2005/7/19"と入力する．
コメント	cmnt_sfe	コメント＝備考として日本語で記入	不明な点がある場合，コーディングルールにしたがって判断してデータを修正した場合など，備忘録としてその内容を確実に入力しておく．

2) データクリーニング

　属性質問紙（SFE/FSD など）から仕事をもつ家族員がいないことが明らかな家族ケースでは，項目 2 が"INAP"以外に記入されていても"INAP"として入力する．年金，生活保護などの受給によって家族に収入があっても，仕事に就いている家族員がいない場合は"INAP"になる．無給の仕事（例えば，コミュニティ活動など）をしている家族員がいる場合，地代，家賃などによって家族に収入がある場合であっても，家族が仕事をしていないと認識していれば"INAP"とする．

　18 歳未満のこどもがいないにもかかわらず項目 3 と項目 23 で"INAP"以外に記入したり，介護・療養上の世話を必要とする家族員がいないにもかかわらず項目 25 で"INAP"以外に記入する回答者が存在する．原則として，属性質問紙（SFE/FSD など）から 18 歳未満のこどもがいないことが明らかな場合，項目 3 と項目 23 は"INAP"以外に記入されていても"INAP"として入力する．同様に，原則として，属性質問紙（SFE/FSD など）から介護・療養上の世話を必要とする家族員がいないことが明らかな場合（家族員全員が健康である場合），項目 25 は"INAP"以外に記入されていても"INAP"として入力する．なお，このような問題は，電子調査では防ぐようにプログラミングが可能である．

付録1　SFE-J（バージョン2.4）

家族コード：＿＿＿＿＿＿＿＿＿＿＿

SFE-J（家族環境評価尺度）

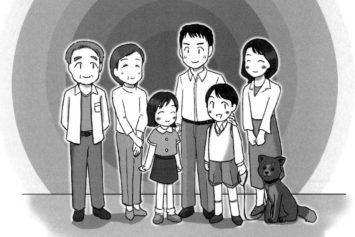

The Japanese Version of the Survey of Family Environment (SFE-J)
© Naohiro Hohashi

ご記入にあたってのお願い

　この質問紙は，現在のあなたのご家族の生活についてお尋ねするものです．次ページから始まる30項目には，その項目に家族全体がどの程度満足しているか（**満足度**），その項目が家族**全体**にとってどの程度重要なことか（**重視度**）という2つの質問があります．満足度は，「満足」から「満足していない」までの5段階の中で，あなたのご家族の気持ち（ご家族全員の代表的・平均的な気持ち）**に最も近いものひとつ**を○で囲んでください．重視度は，「重要」から「重要でない」までの5段階の中で，あなたのご家族の気持ち（ご家族全員の代表的・平均的な気持ち）**に最も近いものひとつ**を○で囲んでください．あなたのご家族に関する質問ですが，ご家族で相談することなく，あなた自身がすべて記入してください．一般的に望ましいとされることにとらわれず，あまり深く考え込まず，第一印象を大切にして30項目すべてに答えてください．

　あなたの「家族」とは，あなたが家族であると考えるひとびと（あなた自身を含む）のことで，例えば，親，婚姻関係が成立している配偶者・パートナー（同棲・内縁・事実婚関係者も含む），こどもなどで構成されます（同居の有無は問いません）．ただし，亡くなったひと，お腹の中の赤ちゃん，ペットは含みません．また，「こども」とは18歳未満のこども全員をさします（例えば，実子，養子，孫，ひ孫など）．

満足度が「4」，重視度が「2」の場合の記入例：

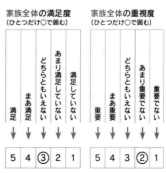

SFE（家族環境評価尺度）のアセスメントガイド

ご記入の前に，表紙を必ずお読みください．
あなた個人の満足度と重視度ではなく，
あなたのご家族全体の満足度と重視度を
ご回答ください．
4つの項目には，INAPがあります．
INAPを選んだときは，その項目の
満足度と重視度のご回答は不要です．

家族全体の満足度（ひとつだけ○で囲む）: 満足 / まあ満足 / どちらともいえない / あまり満足していない / 満足していない

家族全体の重視度（ひとつだけ○で囲む）: 重要 / まあ重要 / どちらともいえない / あまり重要でない / 重要でない

#	項目	満足度	重視度	
1	家族員と一緒にレジャーに出かけること	5 4 3 2 1	5 4 3 2 1	
2	仕事をもつ家族員が意欲的に働くこと 現在，仕事をもつ家族員がいない場合はINAPのみを○で囲んでください	5 4 3 2 1	5 4 3 2 1	INAP
3	こどもが健全な教育・保育を受けること 現在，18歳未満のこどもがいない場合はINAPのみを○で囲んでください	5 4 3 2 1	5 4 3 2 1	INAP
4	家族が充実した保健・医療・福祉サービスを受けること	5 4 3 2 1	5 4 3 2 1	
5	家族が社会のルールを守ること	5 4 3 2 1	5 4 3 2 1	
6	家族がメディア（テレビ，新聞，インターネット，雑誌など）を利用すること	5 4 3 2 1	5 4 3 2 1	
7	家族員と宗教（宗教的なもの，こと，ひと）とのかかわり	5 4 3 2 1	5 4 3 2 1	
8	家族が地球規模の環境・資源（エネルギー，水，森林など）を大切にすること	5 4 3 2 1	5 4 3 2 1	
9	家族が自国の文化・価値観を大切にすること	5 4 3 2 1	5 4 3 2 1	
10	同居していない親類と家族とのつきあい	5 4 3 2 1	5 4 3 2 1	
11	同居していない親類から家族が精神的に支えられること	5 4 3 2 1	5 4 3 2 1	
12	友人と家族員とのつきあい	5 4 3 2 1	5 4 3 2 1	
13	友人から家族員が精神的に支えられること	5 4 3 2 1	5 4 3 2 1	
14	近所のひとびとと家族とのつきあい	5 4 3 2 1	5 4 3 2 1	
15	家族が地域活動（自治会・町内会活動など）に参加すること	5 4 3 2 1	5 4 3 2 1	

付録 1　SFE-J（バージョン 2.4）

	家族全体の満足度 （ひとつだけ○で囲む）	家族全体の重視度 （ひとつだけ○で囲む）	
	満足 / まあ満足 / どちらともいえない / あまり満足していない / 満足していない	重要 / まあ重要 / どちらともいえない / あまり重要でない / 重要でない	
16　家族にとって自宅周辺の地域が快適で安全なこと	5　4　3　2　1	5　4　3　2　1	
17　家族員同士の愛情による結びつき	5　4　3　2　1	5　4　3　2　1	
18　家族員が家庭内で安らげること	5　4　3　2　1	5　4　3　2　1	
19　家族員間での悩み・心配の相談とそれを解決すること	5　4　3　2　1	5　4　3　2　1	
20　家族の経済力（収入と資産）と家計消費状況	5　4　3　2　1	5　4　3　2　1	
21　家族で共有する家族時間を大切にすること	5　4　3　2　1	5　4　3　2　1	
22　家族員が家族内でのルールを守ること	5　4　3　2　1	5　4　3　2　1	
23　子育てを家族員が協力して行うこと 現在，18歳未満のこどもがいない場合はINAPのみを○で囲んでください	5　4　3　2　1	5　4　3　2　1	INAP
24　家事を家族員が協力して行うこと	5　4　3　2　1	5　4　3　2　1	
25　介護・療養上の世話を家族員が協力して行うこと 現在，介護などを必要とする家族員がいない場合はINAPのみを○で囲んでください	5　4　3　2　1	5　4　3　2　1	INAP
26　家族員の食生活の管理	5　4　3　2　1	5　4　3　2　1	
27　家族員の心とからだの健康管理	5　4　3　2　1	5　4　3　2　1	
28　今後起きる出来事（想定内と想定外の出来事）に家族が適応していけること	5　4　3　2　1	5　4　3　2　1	
29　将来に向かって家族の力をさらに高めていけること	5　4　3　2　1	5　4　3　2　1	
30　家族の将来の希望をかなえていけること	5　4　3　2　1	5　4　3　2　1	

記入年月日：　　　　　年　　月　　日

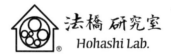

開発者　　：法橋　尚宏，本田　順子
ウェブサイト：http://www.familynursing.org/
開発論文　：Hohashi, N., & Honda, J. (2012). Development and testing of the Survey of Family Environment (SFE): A novel instrument to measure family functioning and needs for family support. *Journal of Nursing Measurement, 20*(3), 212-229. doi:10.1891/1061-3749.20.3.1
開発歴　　：Jul. 6, 2005　　1.0J 発行
　　　　　　Dec. 17, 2008　1.1J 発行
　　　　　　Aug. 24, 2010　1.2J 発行
　　　　　　Mar. 7, 2011　　2.0J 発行
　　　　　　Feb. 18, 2012　2.1J 発行
　　　　　　Dec. 21, 2012　2.2J 発行
　　　　　　Jan. 6, 2016　　2.4J 発行

付録2 法橋による主要な用語解

用 語	定義・意味
家族看護学 family health care nursing, family nursing：FNsg	"家族システムユニットが家族機能を自立的かつ自律的に維持・向上し，予防的ならびに療法的にその家族の自己実現を可能にする実践科学"のことである．家族看護学は実践科学であるので，科学としての家族看護学と実践としての家族看護の両方を具備している． "支援"は対象者主体，"援助"は看護職者主体の専門用語であり，両者を区別するべきである[3]．看護職者は，家族システムユニットを一方的に"援助"するのではなく，家族システムユニットとパートナーシップを結びながら"支援"を行う必要がある．
家族ケア family care	"ターゲットファミリーの家族機能を維持，向上させるための支援に向けた行為"のことである．なお，家族ケアは，看護職者が行うものの他に，家族員などが行うものがある．
家族ケアリング family caring	家族ケアにみられる現象であり，"家族のビリーフ，意向，希望を知り，それを家族ケアに生かす態度"のことである．
家族機能の評価／評定 evaluation of family functioning/rating of family functioning	家族機能の評価とは"家族機能尺度の得点から家族機能状態を数値化すること"であり，家族機能の評定とは"さまざまな評価を統合して家族機能状態を数値化すること"である[1]．
家族員ビリーフ family member's beliefs：FmB	"家族員の物事のとらえ方"のことである．
家族システムユニットビリーフ（家族ビリーフ） family's beliefs：FamB	"家族員ビリーフが相互に関連し合い，家族員全員が共通してもっているビリーフ"のことである．ただし，例えば，意思表示が困難なひと，認知能力が低いこども（6歳未満）や高齢者，病気・障がいで理解力が低いひとのように，家族員ビリーフが表現できない家族員がいる場合は，そのひとを除外した家族員が共通してもっている家族員ビリーフとする．
家族インタビュー／ミーティング family interview/meeting	家族インタビューとは"ターゲットファミリーに対する看護職者の面談による聴き取り"，家族ミーティングとは"ターゲットファミリーと看護職者との協働の話し合い"を主に意味する[1]．すなわち，家族に対する面接には，家族情報の収集と家族アセスメントが主たる目的である家族インタビュー（ファミリーインタビュー），家族支援が主たる目的である家族ミーティング（ファミリーミーティング）がある．
家族の最善の利益 family's best interests	"家族にとって最もよいこと"ということであり，これを軸にして，可能な限り将来を予測して家族ケア／ケアリングを考えることが不可欠である．これは，家族看護学のキーワードであり，当事者である家族がどう考えるかを受けとめ，家族と看護職者とがお互いの納得を形成する態度の必要性を示している．逆にいえば，家族が何を希望しているのか（家族ニーズ）を知らずして，家族の最善の利益を尊重した家族ケア／ケアリングは成り立たない．また，家族は，家族の最善の利益の判断が短絡的，近視眼的になりやすいので，家族ニーズを基盤にするだけでは家族の最善の利益を保証できないことがある．
パラダイム paradigm	"物事の見方やとらえ方，認識のしかた"のことである．

用　語	定義・意味
メタパラダイム metaparadigm	下位にあるパラダイムを包括する上位にあるパラダイムのことであり，"ある学問を体系化するための概念的枠組み"のことである．家族看護学は，家族環境，家族資源，家族症候，家族機能の4つのパラダイムで成り立っている．なお，メタ（meta-）とは，"高次な"という意味の接頭語である．
家族環境 family environment：FE	"家族システムユニットに外在／内在するあらゆる事物（ひと，もの，こと）や現象であり，家族内部環境，家族外部環境，家族時間環境から構成される統一体"のことである．すなわち，家族システムユニットの全方位に存在する．
家族資源 family resource：FR	"家族システムユニットが現在利用可能，あるいは潜在的に利用可能な家族環境"のことである．また，家族資源は，家族環境と家族システムユニットとの相互変容関係を起こすもの，あるいはその産物であるといえる．これは，家族症候の予防・阻止／抑制因子に包含される．
家族症候 family signs/symptoms：FSS	"主観的および客観的な家族データにもとづき，看護職者が総合的に査定した家族システムユニットの困難状態"のことである．家族症候は，家族症状と家族兆候（徴候）によりラベリングする．図表の中で家族症候を示すときは，クロス記号（×）で記入する．
家族機能 family function：FF	"家族員役割の履行により生じ，家族システムユニットが果たす認識的働きならびに家族環境に対する認識的力"のことである．
家族員機能 family member's function：FmF	"家族員が家族システムユニットと家族環境に対して果たす働き"のことである．
認知／認識 perception, recognition/cognition	認知とは"ある物事を認めること"，認識とは"ある物事を理解・判断すること"であり，両者を区別して用いる．認知と認識は，"認知→具体的認識→判断"というプロセスを踏む．"認識"のほうが"認知"よりも，物事の内容や意義を深く理解するという意味合いが強い．また，"認識"は，知ることによって得た知識までを含むので，"認識が深い""認識が甘い"などのように用いることができる． 　例えば，"この子が自分の子であると認知する"と"この子が私の子であると認識する"は，意味が異なる．認知では，自分とその子に親子関係があることを知ったことを意味する．一方，認識では，自分がその子と親子関係があることから，自分が親であるという自覚やこどもへの愛情が湧いてきたなどの意味も含まれる．
家族役割 family's role	"家族環境における立場に応じて，ある家族システムユニットに期待される行為"のことである．
家族員役割 family member's role	"家族システムユニットと家族環境における立場に応じて，ある家族員に期待される行為"のことである．
行為／行動 act/behavior	行為と行動は，ひとを含む動物の活動や行い全般をさすが，両者は異なる．行為とは，自らの意思にもとづいて，意識的にする行いのことである．一方，行動とは，無意識の活動（条件反射など）も含み，行為よりも幅広い概念である．例えば，"走行"という行動は，"逃走"と"追跡"という行為に区別できる．
相互作用（インタラクション） interaction	"同じシステム内での作用と反作用"であり，同じシステム内の2つ以上の事物が互いに影響をおよぼしあうことである．すなわち，イントラシステム（intra-system）における相互関係と関係調整といえる．

用　語	定義・意味
交互作用（トランザクション） transaction	"異なるシステム間での作用と反作用"であり，異なるシステム間の2つ以上の事物が互いに影響をおよぼしあうことである．すなわち，インターシステム（inter-system）における相互関係と関係調整といえる．相互作用と交互作用の概念によって，物事の見通しがよくなる． 　接頭辞のインター（inter-）は"間に，相互に，同士"という意味であり，例えば，interactionは，相互のアクションという意味で"相互作用"のことである．また，接頭辞のトランス（trans-）は"超えて，横切って，別の状態へ"の意味であり，例えば，transactionは，横断したアクションという意味で"交互作用"のことである．
妊娠先行型結婚 union legalized after premarital pregnancy	"妊娠判明後に婚姻（婚姻届の提出）をする結婚形態"のことである．いわゆる"できちゃった結婚""授かり婚""おめでた婚"のことである．
家族 family：Fam	"他の構成員から帰属認識されているひと（生者）の和集合で構成されるシステムとしてのユニット組織"のことである[2]．SFEの教示文では，"あなたが家族であると考えるひとびと（あなた自身を含む）のことで，例えば，親，婚姻関係が成立している配偶者・パートナー（同棲・内縁・事実婚関係者も含む），こどもなどで構成される（同居の有無は問わない）"としている．
インターフェイス膜 interface membrane：I/F	"システム同士を区切る領域帯"のことであり，選択的透過性をもつ．
家族インターフェイス膜 family's interface membrane：Fam I/F	"家族内部環境システムと家族外部環境システムとの間にあり，家族資源の選択的透過性をもつ領域帯"のことである．
こども child(ren)	"18歳未満のひと（例えば，実子，養子，孫，ひ孫など）"のことである．
家族の成長・発達 family's growth and development	家族の成長とは"家族形態の変動（量的変動）"，家族の発達とは"家族機能の変動（質的変動）"のことである． 　なお，"成長"の対義語として"停滞""後退""衰退""老化"などが考えられるが，一般的には"成長"の対義語はないと考えられている．成長は，プラス成長（positive growth）とマイナス成長（negative growth），さらにゼロ成長（zero growth）に分類できる．
家族機能状態 family functioning：FFg	"ある時点における家族機能の評価"のことである．家族機能低下の進行によって，1) 機能良好（agreeable functioning），2) 機能低下（lowered functioning），3) 機能障害（impaired functioning），4) 機能不全（non-functioning）の4段階に分けることができる．

用　語	定義・意味
家族レジリエンス family resilience： FRes	"家族が家族症状を自覚しているときに，家族機能を向上させる家族力"のことであり，家族形成後に発達していく．家族レジリエンスのレベルは，家族が主観的に判断する． 　家族レジリエンスに関する研究は，看護学分野以外で先行しているが，家族看護学に適した解釈が必要である．"逆境"とは"不運な境遇""苦労の多い境遇"などの意味であるが，"逆境こそチャンス"というように，必ずしも不運な境遇という認識とは限らない．したがって，家族レジリエンスは，家族症状と関連させて解釈するのが望ましいと考える． 　家族ケア／ケアリングにおいては，まず，ターゲットファミリーの家族レジリエンスが発達していないのか，家族レジリエンスは発達しているが発揮できていないのかを峻別する．そして，家族と家族環境との交互作用，家族レジリエンスのレベルの変動をアセスメントすることが不可欠である．
家族症状 family symptoms （FamSx）	"家族システムユニットが主観的に認識している家族システムユニットの困難状態"のことである．
家族の順応／家族の適応 family's adjustment/family's adaptation	家族の順応とは"家族機能を変化させること"，家族の適応とは"家族機能と家族環境を変化させること"である．
家族現象 family phenomenon	"時空間において看護職者が観察できる，家族が現しているすべての事実"のことであり，家族問題現象を包含する．一般的に，"表す"とは，心の中にあることを文字や言葉，表情，絵画，音楽などの手段によって示す場合，"現す"とは，今まで隠れていたもの，今までなかったものを表面に出す場合に用いることを念頭に置いて，家族現象の意味を理解するとよい．
家族問題現象 family problem phenomenon	家族問題現象とは，"家族の理想（目標）と現実（結果）との差異であり，解決するべき事柄"のことであり，家族現象が引き起こす影響のことである．例えば，低年収のことを問題ということがあるが，これは事実に過ぎないので"家族現象"である．"家族問題現象"は，例えば，低年収が引き起こす家族の離婚などのことである．家族問題現象によって家族ケア／ケアリングの方策が異なるので，まず，家族問題現象を明確にすることが重要である．
モデル model	"理論を図式化して描写，記述しているもの"である．すなわち，理論は言語（術語や文章により表したもの），モデルは図式（図や幾何学的な表現で表したもの）で表したものである．なお，"理論"と"モデル"の解釈は，理論家によって異なる．
家族員イベント event involving a family member： FmE	"家族員の生活で生起し，人生の節目や転機となる事象"のことである．家族員イベントには，例えば，就学，就職・転職，結婚・離婚，出産・子育て，リタイア，病気・障がいなどがある．
家族システムユニットイベント（家族イベント） event involving the family system unit： FamE	"家族環境で生起し，家族機能度や家族症候度に変動を引き起こす事象"のことである．今起きている家族システムユニットイベントには出発点があるので，その源流をたどるとこれまでの家族症候の変動を把握できる．家族システムユニットイベントには，例えば，家族員の増加・減少，住宅購入・リフォーム，医療制度の改革，家族で飼っている伴侶動物の死亡などがある．
宗教 religion	"神仏などを信じることによって，救いを得ようとする教え"のことである．

用　語	定義・意味
家族機能レベル（家族機能度） level of family functioning	"家族機能の現状に対して家族システムユニットが認識している満足度"のことであり，家族員の主観的な認識によって定量化できる．
"妻たちの家族看護学"問題 "wives' family nursing" issue (problems created when the orientation of family nursing is overly dependent on wives' perspectives)	"家族看護学は家族システムユニットを対象とするパラダイムをもつにもかかわらず，対象者（自記式質問紙の回答者，インタビューの対象者など）は家族員個人が単位となり，理論の水準（家族システムユニット）と方法の水準（家族員個人）との間で単位が異なるという家族看護学における根幹的な課題"のことである．対象者は妻（母親）であることが多いことから，法橋（2005 年）はこれを"妻たちの家族看護学"問題として提起した．
トランス文化家族看護学（超文化家族看護学） transcultural family health care nursing	"家族システムユニットに対して文化的な視座を踏まえて家族ケア／ケアリングを実践するための学問体系"のことである．文化の種類は無数にあり，文化の区切りも国，地域，民族，集団，家族など多岐にわたる．文化は，ひとびとの行為を支配するビリーフと価値観から構成される．そこで，ターゲットファミリーの家族差を理解し，家族／家族員の文化に適した家族支援を提供するために"文化的家族ケア／ケアリング"の智慧を働かなければならない．
理論的定義／操作的定義 theoretical definition/ operational definition	理論的定義とは"概念の意味を定義すること"であり，概念に意味を与える．一方，操作的定義とは"概念の測定方法を定義すること"であり，概念に測度を与える． すなわち，操作的定義は，概念を具体的な操作で定義することであり，操作とは手続きのことである．したがって，操作的定義に対する誤解が散見されるが，例えば，論文の中で一時的に用いる定義という意味ではない．操作的定義を行うことの実質的意義は，曖昧性，多義性をもつ概念に対する混乱や誤解を事前に防ぐことである．
家族イベント度 degree of significance of a family event	"家族イベントが家族機能に変動を起こさせる度合い"のことである．

文　献

1) 法橋尚宏（編集）．（2010）．新しい家族看護学：理論・実践・研究．東京：メヂカルフレンド社．
2) 法橋尚宏，本田順子．（2014）．*FEM-J（家族環境地図）のアセスメントガイド*．東京：EDITEX．
3) 法橋尚宏，本田順子．（2009）．家族機能の測定用具：家族機能尺度を用いた家族機能の計量的分析とその臨地応用．家族看護，*7*（2），119-126．
4) Elder, G. H. (1974). *Children of the great depression: Social change in life experience*. Chicago: University of Chicago Press.
5) Rose, B. M,, Holmbeck, G. N., Coakley, R. M., & Franks, E. A. (2004). Mediator and moderator effects in developmental and behavioral pediatric research. *Journal of Developmental and Behavioral Pediatrics*. *25*(1), 58-67.
6) Hohashi, N., & Honda, J. (2011). Development of the Concentric Sphere Family Environment Model and companion tools for culturally congruent family assessment. *Journal of Transcultural Nursing*, *22*(4), 350-361.
7) Hohashi, N., & Honda, J. (2012). Development and testing of the Survey of Family Environment (SFE): A novel instrument to measure family functioning and needs for family support. *Journal of Nursing Measurement*, *20*(3), 212-229.
8) 法橋尚宏，本田順子．（2013）．*FEAI-J（家族環境アセスメント指標）*．東京：EDITEX．
9) 法橋尚宏．（2005）．家族エコロジカルモデルにもとづいた家族機能度の量的研究：FFFS日本語版Iによる家族機能研究の現状と課題．家族看護学研究，*10*（3），105-107．
10) Roberts, C. S., & Feetham, S. L. (1982). Assessing family functioning across three areas of relationships. *Nursing Research*, *31*(4), 231-235.
11) 法橋尚宏，前田美穂，杉下知子．（2000）．FFFS（Feetham家族機能調査）日本語版Iの開発とその有効性の検討．家族看護学研究，*6*（1），2-10．
12) 法橋尚宏，本田順子，平谷優子，Suzanne L. Feetham．（2008）．家族機能のアセスメント法：*FFFS日本語版Iの手引き*．東京：EDITEX．
13) Bronfenbrenner, U. (1979). *The ecology of human development: Experiments by nature and design*. Cambridge: Harvard University Press.
14) Bronfenbrenner, U. (1989). Ecological systems theory. *Annals of Child Development*, *6*(1), 187-249.
15) Honda, J., & Hohashi, N. (2014). Discrepancies between couples' perceptions of family functioning in child-rearing Japanese families. *Nursing & Health Sciences*. *17*(1), 57-63.
16) Edwards, A. L. (1957). *The social desirability variable in personality assessment and research*. New York: Dryden Press.
17) Honda, J., Nakai, Y., Kakazu, S., & Hohashi, N. (2015). Factors affecting the perception of family functioning among couples in child-rearing Japanese families. *Open Journal of Nursing*, *5*(5), 407-415.
18) Sawinm, K. J., & Harrigan, M. P. (1995). Well-established self-report instruments: Feetham Family Functioning Survey (FFFS). In P. Woog (Eds.), *Measures of Family Functioning for Research and Practice* (pp. 299-330). New York, NY: Springer.
19) Smilkstein, G. (1978). The Family APGAR: A proposal for family function test and its use by physicians. *Journal of Family Practice*, *6*(6), 1231-1239.
20) Gardner, W., Nutting, P. A., Kelleher, K. J., Werner, J. J., Farley, T., Stewart, L., Hartsell, M., & Orzano, A. J. (2001). Does the family APGAR effectively measure family functioning?. *Journal of Family Practice*, *50*(1), 19-25.

21) Akobeng A. K. (2007). Understanding diagnostic tests 3: Receiver operating characteristic curves. *Acta Paediatrica, 96*(5), 644-647.
22) Hohashi, N., & Honda, J. (2016). Consideration of the cut-off point for the Survey of Family Environment (SFE) in diagnosis of non-functioning of family functioning. *19th East Asian Forum of Nursing Scholars (EAFONS) Abstract Book: Poster Presentation*, 172.
23) 法橋尚宏，山本泰弘，城川美佳，杉下知子．(1997)．VDT作業の視力への影響に関する健康調査：Internetを利用した電子調査法の有効性について．コンピュータサイエンス，*4*（1），19-25．
24) 法橋尚宏, 山本泰弘, 鈴木隆, 豊川裕之．(1996)．Internetを用いた電子調査法についての考察．コンピュータサイエンス，*3*（2），151-156．
25) 法橋尚宏，石見さやか，岩田志保，竹重友美．(2004)．入院病児への両親の付き添いが家族機能におよぼす影響：Feetham家族機能調査日本語版Iを用いた付き添い期間別の検討．家族看護学研究，*9*（3），98-105．
26) 法橋尚宏, 本田順子．(2015)．*FEO/I-J（家族環境観察／インタビュー）のアセスメントガイド*．法橋尚宏（編集）．東京：EDITEX．

編著者

法橋　尚宏（ほうはし　なおひろ）

現職：神戸大学大学院保健学研究科看護学領域家族看護学分野・領域長，教授

　1993年東京大学大学院医学系研究科博士課程中退，1995年博士号取得．東京大学医学部家族看護学講座の開設時に，教官（助手）として着任．東京大学大学院医学系研究科（家族看護学分野）・講師などを経て，2006年神戸大学医学部（小児・家族看護学）・教授．大学院部局化により，2008年神戸大学大学院保健学研究科（家族看護学分野）・教授．同時に，大学院博士課程前期課程において，家族支援専門看護師（Certified Nurse Specialist, CNS）コースを開設．看護学領域長などを歴任．専門は，家族看護学（主に家族機能学と家族症候学）と小児看護学．東京大学医学部附属病院，東邦大学医学部付属大橋病院，Johns Hopkins Hospital, MassGeneral Hospital for Children において小児科臨床研修．

　国際的には，International Family Nursing Association 理事，*International Journal for Human Caring* 編集顧問委員，*Journal of Transcultural Nursing* 編集委員，*Japan Journal of Nursing Science* 編集委員，*Journal of Pediatric Nursing* 査読委員会委員，35th International Association for Human Caring Conference 会長などを歴任．2014年に Transcultural Nursing Society より "Transcultural Nursing Scholar"，2015年に International Family Nursing Association より "Innovative Contribution to Family Nursing Award" の称号を授与された（いずれも日本人初）．日本国内では，日本家族看護学会理事，日本看護研究学会理事，日本看護研究学会雑誌編集委員長，文化看護学会理事，日本小児看護学会評議員などを歴任．

　原著論文は，「Development of the Concentric Sphere Family Environment Model and companion tools for culturally congruent family assessment, *Journal of Transcultural Nursing*, 2011」など，80本以上．著書は，『新しい家族看護学：理論・実践・研究（法橋尚宏編集），メヂカルフレンド社，2010』など，90冊以上．科研費などの競争的研究資金の獲得は30件以上．

　個人のポータルサイトは，http://www.nursingresearch.jp/ である．

著者

本田　順子（ほんだ　じゅんこ）

現職：神戸大学大学院保健学研究科看護学領域家族看護学分野・講師

謝辞

　SFE/FSD を開発する過程で，家族同心球環境理論研究会（旧：家族同心球環境モデル研究会）の会員諸氏から示唆に富むご意見をいただきました．この場をお借りして，満腔の感謝を捧げます．

SFE-J（家族環境評価尺度）のアセスメントガイド

2016年5月2日　第1版第1刷発行

編者	法橋　尚宏	
著者	法橋　尚宏，本田　順子	
発行人	中川　清	
発行所	有限会社 EDITEX（エディテクス）	
	東京都文京区本郷 2-35-17 コート本郷 301　〒113-0033	
	TEL. 03-5805-6050　FAX. 03-5805-6051	
	http://www.editex.co.jp/	
印刷・製本	シナノ印刷株式会社	

ⓒ 2016 Naohiro Hohashi
Printed in Japan
ISBN978-4-903320-44-1